L'art de marcher

Yves Gallot

L'art de marcher

Les conseils pratiques du roi des marcheurs

suivi d'extraits de

Souvenirs du célèbre marcheur Gallot

Préface d'Antoine de Baecque

Petite Bibliothèque Payot

Retrouvez l'ensemble des parutions
des Éditions Payot & Rivages sur

www.payot-rivages.fr

PRÉFACE

Gallot, ou le défi de la marche

par Antoine de Baecque

> « Marcher légèrement, avec élasticité, lancer le pied en avant et le soulever à peine de terre, enfin marcher franchement devant soi. »
>
> Yves GALLOT

En septembre 1936, les lecteurs de *L'Écho des marcheurs français* apprennent, sous la plume de Francis Guilleux, l'un des fondateurs de la marche sportive en France, une bien triste nouvelle : « Le marcheur Yves Gallot n'est plus. Il est mort à l'hospice des vieillards d'Ivry-sur-Seine, le 9 juillet dernier, à l'âge de soixante-treize ans. Le père Gallot fut incontestablement le marcheur le plus populaire de France. En 1894-1895, ses grands exploits furent son match de cinquante heures à la Galerie des Machines contre deux chevaux se relayant et appartenant au fameux Buffalo Bill, puis ses 62 fois le Tour de Paris en 31 jours, soit 2 421 km. Les colonnes de *L'Écho des marcheurs* ne seraient pas assez grandes pour retracer toute la vie aventureuse et sportive du marcheur Gallot. Vieux et jeunes, qui n'a pas vu Gallot tourner autour d'une place de Paris ?!!! Avant de mourir, Gallot m'a fait don de son Livre d'or pour mon musée de la marche ; toute sa carrière y est tracée, il faut plusieurs jours pour le consulter en entier. Yves Gallot a marché toute sa vie sur les routes et sur les places publiques, gagnant sa vie en marchant peut-on dire… Mais marchant aussi, il faut le dire, par passion de marcher. Après avoir connu la gloire, vint la vieillesse, la pauvreté et la misère, hélas. Et c'est sur un lit d'asile de vieillards que mourut Gallot. Le 13 juillet dernier, par un temps gris et triste, un bien modeste convoi accompagné de six personnes, dont son fils et moi-même, au titre de la marche, montait au petit cimetière d'Ivry, conduisant au champ du repos le vieux père Gallot, surnommé autrefois par la presse "Le Roi des marcheurs[1]". »

La Belle Époque de la marche

En donnant à lire *L'Art de marcher* et les *Souvenirs du célèbre marcheur Gallot*, deux textes écrits par Gallot à la Belle Époque, nous remontons vers ce temps où l'homme aux moustaches lissées de près et aux espadrilles graissées de suif était célèbre, ses défis sportifs suivis et commentés par des milliers de personnes et des dizaines de journalistes, l'un des professionnels de l'exploit pédestre. La marche est alors en passe, à l'égal du cyclisme, de devenir le sport le plus populaire en France[2]. Voici d'ailleurs

---

1. Francis Guilleux, « Yves Gallot est mort », *L'Écho des marcheurs français*, septembre 1936.

2. Francis Guilleux, *Le Sport de la marche en France et dans le monde*, Bar-le-Duc, Jolibois, 1929 ; Guy Bénamou, *La Victoire en marchant*, Paris, Berger-Levrault, 1961 ; Ronald Hubscher, avec Jean Durry,

comment le journaliste Marcel Lheureux, du quotidien *L'Auto-Vélo*, fondé en 1900 par Henri Desgranges, représentant cette presse sportive qui atteint des dimensions considérables, rend compte de cet engouement dans un article au futur publié le 5 janvier 1901 : « Le Michelet qui, dans quelque cent ans, écrira l'histoire sans fin du XIXe siècle, ne manquera pas, j'imagine, de lui consacrer un chapitre intitulé : *La Naissance du sport*, avec des sous-titres de ce genre : *L'Athlétisme et la jeunesse, La Bicyclette et les mœurs, L'Automobile et la divinité vitesse, La Marche, une passion populaire*... Il sera sans doute frappé plus que nous, à qui la perspective fait défaut, de la part indéniable que ce mouvement, encore imprévu il y a vingt ans, aura prise dans la transformation de notre caractère, dans l'évolution de nos manières de vivre et de penser. On s'accorde à reconnaître dès

---

Bernard Jeu, Gilbert Garrier, *L'Histoire en mouvements. Le sport dans la société française (XIXe-XXe siècles)*, Paris, Armand Colin, 1992 ; Jean Durry, *Almanach du sport des origines à 1939*, Paris, Encyclopedia Universalis, 1996 ; Sylvain Charlet, *L'Athlétisme à travers les siècles*, Saint-Cyr-sur-Loire, Alan Sutton, 2004.

aujourd'hui que les tendances en question se sont fait jour dans les dix dernières années du siècle [1]. »

Même si le « Michelet de la marche » ne s'est pas manifesté autour des années 2000, la passion populaire rencontrée par les épreuves pédestres à la toute fin du XIXe siècle est néanmoins étonnante. Il ne s'agit pas là de marcher naturellement comme tout le monde, cette marche en flexion qui consiste surtout à mettre un pied devant l'autre et permet de couvrir de quatre à six kilomètres à l'heure. Mais de pratiquer la « marche athlétique », en extension, qui commence vers 8 km/h pour se terminer raisonnablement à 12 km/h, parfois 14 ou 15 km/h sur de courtes distances, réservée à des sportifs expérimentés, entraînés, généralement grands et pourvus d'une longue foulée. Cette discipline, qui s'institutionnalise à travers la fondation de l'Union des sociétés françaises de sports athlétiques (USFSA) en 1887, puis, dix ans plus tard, de la Fédération des sociétés athlétiques professionnelles de France (FSAPF), s'est

1. Marcel Lheureux, *L'Auto-Vélo*, 5 janvier 1901.

dotée d'un règlement qui distingue fermement la marche (liée au maintien d'un contact ininterrompu avec le sol) de la course à pied, ainsi qu'il est précisé dans un point de définition irrévocable : « La marche est une progression exécutée pas à pas et d'une telle façon qu'un contact ininterrompu soit maintenu avec le sol. Le marcheur doit toujours poser le talon à terre, la jambe tendue, l'autre pied étant en contact avec le sol [1]. »

Les premières épreuves de masse et performances sont signalées en Angleterre et aux États-Unis lors des années 1860-1880. C'est par exemple en 1866 que débute l'histoire des championnats officiels de marche britanniques ; deux ans plus tard, l'épreuve Londres-Brighton, 83 kilomètres, destinée à devenir un classique, connaît sa première édition, remportée par Benjamin Trunch de l'université d'Oxford dans le temps de 10 heures 56 minutes. Dans le New Jersey, en 1876, sont organisés les *Walking Days*, premiers championnats nationaux de marche

1. Francis Guilleux, *Le Sport de la marche en France*, *op. cit.*, p. 19.

nord-américains. Mais le public s'enflamme surtout pour les épreuves de six jours, mettant en valeur l'endurance d'hommes luttant contre la fatigue et le sommeil autant que contre leurs adversaires. Sur des pistes de 160 à 200 mètres au tour, le Madison Square Garden de New York propose, à partir de l'été 1876, des défis entre marcheurs atteignant 140 heures d'effort pour environ mille kilomètres parcourus, formule reprise à Sheffield (1882), à Londres (1882), Manchester (1884), Newcastle (1884). Ce sont des professionnels qui s'affrontent, ces *pedestrians* entraînés et aguerris, rétribués et populaires[1], tels Daniel O'Lery, vainqueur des premiers six jours de New York, George Littlewood, E. F. Weston qui couvre 1 000 miles (1 609 kilomètres) en 400 heures, W. Howes, J. Ennis, H. Thatcher ou Jim Hibberd qui bat le record du monde des 50 miles (80,465 kilomètres) en 7 heures 54 minutes et 16 secondes en 1888.

La marche de fond est ensuite quelque peu délaissée en Grande-Bretagne et aux États-Unis,

1. Noël Tamini, *La Saga des Pédestrians*, tome I : *De la nuit des temps à 1896*, Rodez, Édior Éditions, 1997.

concurrencée par le football et le base-ball qui s'y développent rapidement, et trouve en quelque sorte refuge en France, qui en devient le foyer central, notamment sous l'égide de la FSAPF fondée en 1897. Dès 1892, est organisée par *Le Petit Journal* une « grande routière », Paris-Belfort à la marche, sur 496 kilomètres, épreuve « populaire et grandiose qui frappe l'esprit des foules en s'imposant tel le critérium de l'endurance humaine [1] ». Mêlant engagement patriotique, revanche, reconquête – Belfort est la ville martyre qui a résisté à l'ennemi prussien lors de la guerre de 1870 – et courage physique, la marche réunit 1 138 participants et se voit consacrée par un reportage continu du journaliste vedette du *Petit Journal*, Jean Sans Terre. Le départ est donné devant le siège du journal, le 5 juin 1892 à 6 h 04. À Meaux, une banderole est déployée : « La résistance d'un peuple réside dans la force physique de ses enfants. Honneur aux vaillants marcheurs », et sur l'ensemble du parcours la foule salue les concurrents avec enthousiasme. À l'arrivée, cent heures

1. *Le Petit Journal*, 12 juin 1892.

et cinq minutes plus tard, autorités locales, responsables du journal, fanfares civiles et militaires, et des milliers de personnes, accueillent le vainqueur, Camille Ramogé, lad à Chantilly et professionnel bien entraîné, qui gagne deux mille francs-or et un objet d'art de même valeur. Les deuxième et troisième, Gonnet, quarante-trois minutes plus tard, et Péguet, recordman de France des 15, 20, 24, 30 et 36 heures de marche, sont également récompensés par mille francs-or et une médaille de la ville de Belfort.

Jusqu'aux années 1903-1904, la marche athlétique concurrence le vélo comme sport le plus populaire en France. Durant ces deux années, véritable apogée, se succèdent Bordeaux-Paris, promu par le journal *Le Vélo*, au retentissement considérable – cent mille personnes accueillent le jeune Émile Anthoine à l'arrivée, deuxième derrière Péguet mais benjamin de la course à vingt et un ans, le portant en triomphe jusqu'au domicile de ses parents, avenue de Clichy où il vivait encore –, le Tour de Paris, sur la distance de 37,5 kilomètres, épreuve de masse avec plus de 1 300 engagés, suivi par la foule tout au long des portes de la capitale, des Tours de 51 villes de France organisés conjointement lors de la Journée de la marche, le 25 octobre 1903, et des courses corporatives très suivies (marche des chemins de fer, des scolaires, des boursiers, des banquiers, des transports, des chansonniers, des tireurs, des garçons livreurs, de l'armée). Quelques-unes de ces épreuves ont marqué leur temps. La marche du Petit Matelot, célèbre magasin d'articles de sport, fut la plus massive : 4 348 concurrents s'engagent dans une épreuve traversant la banlieue ouest de Paris patronnée par le journal *L'Auto*. La plus longue fut Toulouse-Paris, 737 kilomètres pour un prix de deux mille cinq cents francs, mettant aux prises les 18 meilleurs marcheurs français sélectionnés, dont émerge *in fine* Léonce D., triomphant en 142 heures et 40 minutes sur la cendrée du Parc des Princes, jonglant avec une canne lors du dernier tour devant une foule aux anges qui l'acclame. La plus spectaculaire fut la marche des midinettes, réservée aux femmes, réunissant plus d'un millier de concurrentes sur dix kilomètres des Tuileries à Nanterre. Une jeune modiste, Jeanne Cheminel, l'emporte en cinquante-huit minutes, devant quatre couturières, mais ce sont surtout les attroupements d'hommes sur le chemin qui ont frappé les esprits, notamment en haut des Champs-Élysées, voyeurs, grivois, pressant et pelotant les marcheuses, déchaînements sexistes repris et caricaturés par la presse, tel cet article de Breyer dans *Le Vélo* : « Imaginez-vous le défilé d'un millier de fillettes, de jeunes filles et de femmes, toutes courant plutôt qu'elles ne marchaient, vers un but invisible, la face affreusement contractée, les traits comme le corps tendus dans un effort violent de tout l'être, les yeux hagards, les cheveux collés aux tempes et les vêtements collés à la peau par la sueur, haletant et souffrant, les unes congestionnées, les autres livides comme des spectres. Mais toutes, jeunes ou vieilles, jolies ou laides, premières ou dernières, n'ayant rien conservé de cet idéal de gracilité charmante qui constitue la femme. Telle est l'exhibition véritablement navrante pour tous ceux qui peuvent avoir au fond du cœur le moindre instinct d'artiste ou de sportsman que nous a valu cet essai ultramoderne de sport mis à la portée de la femme[1]. » Enfin, la marche la plus meurtrière fut celle de l'armée, importante (1 850 soldats au départ et 200 régiments représentés), populaire, longue de quarante kilomètres, qui vire au drame quand le caporal Baconnet s'écroule mort à l'arrivée, à la Galerie des Machines du Champ-de-Mars, victime de la chaleur exceptionnelle et de l'absorption d'un verre d'eau glacée lors de son passage à Chatou. Cet accident mortel au sein de l'armée, lors d'une épreuve de marche qui représente alors la fierté française, teintée de militarisme et de nationalisme, fait grand bruit : interpellation à l'Assemblée nationale, rapport du ministre de la Guerre, campagne de presse. Ces deux affaires, marches des midinettes et de l'armée, éclipsent la discipline en France pour un certain temps. Il faudra attendre une quinzaine d'années pour revoir une grande épreuve de marche en France, les compétitions ne se relançant qu'après la Grande Guerre[2].

---

1. *Le Vélo*, 26 octobre 1903.

2. La principale d'entre elles restant Paris-Strasbourg, fondée en 1926 par Émile Anthoine. Voir André Rauch,

Le roi des marcheurs

Yves Gallot participe indéniablement de cet engouement Belle Époque pour la marche. Mais il en est un témoin particulier, peut-être le plus populaire, sans doute le plus spectaculaire, pas le plus pérenne ni le plus institutionnel. Émile Anthoine, athlète de fort calibre, multimédaillé, champion et recordman de France, soldat irréprochable, bientôt grand manitou de la FSAPF et fondateur de l'épreuve classique entre toutes, Paris-Strasbourg en 1926, a par exemple laissé une trace bien plus profonde car il a incarné, un demi-siècle durant, une discipline sportive à lui seul. L'empreinte de Gallot est plus ténue, éphémère, mais non moins révélatrice, car elle éclaire les humeurs marcheuses les plus exacerbées du peuple Belle Époque, entre défi humain, voyeurisme de la souffrance, exhibition foraine, nationalisme

---

Jean-Claude Richez, « Paris-Strasbourg. La marche vers les provinces reconquises », *Autrement*, numéro spécial *La Marche, la vie. Solitaire et solidaire, ce geste fondateur*, n° 171, mai 1997.

revanchard, enthousiasme devant la virilité endurante, mythologie régénératrice et pratique festive du sport.

Gallot n'apparaît ainsi que dans un seul palmarès officiel : il finit deuxième de Bordeaux-Paris 1903, parcourant les 600 kilomètres en 119 heures 58 minutes et 12 secondes, avant d'être… disqualifié après réclamation, soupçonné d'avoir couru entre Orléans et Acquebouille, avalant près de quarante kilomètres en trois heures. Dans une histoire officielle de la marche, patronnée par la Fédération française d'athlétisme, les quelques lignes consacrées à Gallot ne sont pas tendres : « La marche de fond, par l'enthousiasme populaire qu'elle déclencha, avait provoqué, de la part d'éléments de peu de valeur sportive, des "marches" fantaisistes à kilométrages exagérés et réalisées dans des conditions que nous pourrions qualifier de foraines. Le plus connu de tous ces "hommes-vapeur" ou "homme-étincelle" fut Yves Gallot, qui tourna notamment un certain nombre de fois autour de Paris. Lorsque ces phénomènes de foire étaient portés à s'aligner dans des épreuves régulières, ils n'existaient pas ou étaient simplement disqualifiés pour fraudes, ce qui arriva à Gallot [1]. » Les guillemets font ici preuve d'un certain mépris, celui du milieu sportif et athlétique, guidé par l'éthique et ses règlements internationaux, vis-à-vis des jeux du cirque où seul l'exploit physique est mis en spectacle pour un public populaire qui voit, s'approche, encourage, admire, applaudit, mais rit et pleure tout autant, en présence du corps souffrant.

Gallot est sacré « roi des marcheurs » par le public et la presse parce qu'il sait, aidé par des impresarios ou des entrepreneurs de spectacles, non par des clubs sportifs ou des fédérations athlétiques, mettre en scène des défis d'endurance, des matchs évocateurs. En mars 1899, par exemple, la presse du Midi annonce le passage à Montpellier du « célèbre marcheur Gallot », qui lance un défi aux cyclistes et cavaliers sur la piste du vélodrome Chaptal. « Le compte rendu paru dans *La Vie montpelliéraine et régionale* explicite les termes du défi : il s'agit

1. Guy Benamou, *La Victoire en marchant*, *op. cit.*, p. 29.

d'une course de 24 heures, durant laquelle les cyclistes ou cavaliers doivent, pour l'emporter, parcourir une distance triple de celle du marcheur, celui-ci progressant alourdi d'un sac à dos et d'un fusil. En définitive, Gallot, qui marche 141 kilomètres, est battu de 22 kilomètres par le cycliste Caizergues qui couvre 445 kilomètres. » Quatre ans plus tard, Gallot revient à Montpellier, et toujours au vélodrome Chaptal, se lance dans un tourniquet de 200 kilomètres, qu'il couvre en 34 heures [1].

Gallot, « marcheur recordman du monde [2] », s'est rendu fameux en 1894 par son match de 50 heures contre l'Américain Cody, « premier cavalier du monde », un cousin de Buffalo Bill, avec un enjeu de six mille francs-or. Galerie des Machines, sur piste sablonneuse, devant un public de plusieurs dizaines de milliers de personnes rassemblées sur le Champ-de-Mars, les 9, 10, 11 février 1894, le marcheur affronte deux chevaux qui se relaient. L'un des deux

1. www.languedocsportif.org, 2 septembre 2008.

2. Francis Guilleux, dans *Le Sport de la marche en France*, *op. cit.*, consacre cinq pages à Gallot, p. 108-112.

tombe au bout de 17 heures, mais l'autre animal poursuit seul et bat Gallot de peu, qui a cependant couvert 243 kilomètres. Quelques semaines plus tard, Gallot fait vingt-neuf fois le tour de Paris, image si évocatrice, marchant onze jours et onze nuits, parcourant 1 009 kilomètres en 203 heures 35 minutes, ce qui lui vaut la médaille de la ville et les honneurs municipaux. Il reprend et augmente les doses l'année suivante : il tourne soixante-deux fois autour de Paris, pendant trente et un jours, parcourant 2 421 kilomètres, ne s'arrêtant que toutes les six heures pour se reposer et se ravitailler. Au cours de cette même année 1895, il affronte Watchall, son équivalent autrichien mais une sorte d'ennemi germanique, pour une marche de trente-sept jours à raison de onze heures de marche par jour. Gallot l'emporte de loin et couvre 2 398 kilomètres. Puis le roi des marcheurs prend sa revanche sur Cody, en 1897 à Nice, dans les mêmes conditions qu'au cours de leur première rencontre, devançant cette fois le cavalier de mille mètres après avoir couvert 278,2 kilomètres dans les cinquante heures. La foule finit par le porter en triomphe.

Cette démesure physique et cet exceptionnel frappant les esprits possèdent leurs transcriptions quasi quotidiennes, avec les marches-exhibitions proposées par Gallot dans de nombreuses villes françaises, généralement pour trente heures d'effort (« deux cents kilomètres au minimum », est-il précisé sur les affiches et les encarts publicitaires) autour d'une place ou de porte en porte, au milieu de la foule. À soixante ans, en 1923, il est toujours en activité, ainsi qu'en atteste une affichette de la ville de Paris : « Les 22 et 23 mai, place des Fêtes, Gallot, le roi des marcheurs, surnommé par la presse française et européenne et le conseil municipal de Paris le champion de la marche, vainqueur de tant de luttes et records gigantesques, exécutera une marche de trente heures. Départ : samedi midi ; arrêt : dimanche soir à 18 heures. Si jamais rien ne t'arrête, c'est que tu connais d'Hémard la réconfortante amourette. Le marcheur n'est nullement rémunéré [1]. » Ce style de bonimenteur, proche de la culture circassienne, accompagne Gallot toute

1. *Ibid.*, p. 111.

sa carrière durant. Il marchera ainsi jusqu'à soixante-dix ans, à l'occasion des fêtes municipales, des fêtes foraines, des jeux et anniversaires urbains.

Gallot marche en public, parlant avec les spectateurs, suivi par les enfants, accompagné un bout de temps par de jeunes sportifs, ouvrant une bourse qu'il tient au côté pour les dons (c'est sa « non-rémunération » : il ne dépend, sauf défis exceptionnels, que du bon vouloir populaire et du contact direct qu'il entretient avec les spectateurs). Il impose un personnage public. Sa moustache, ses espadrilles noires, sa tenue de « soldat de la marche » (béret de marin ou de chasseur, paletot portant ses médailles, bâton au côté, pantalon bouclé au-dessous du genou, sac à dos garni, fusil sur l'épaule droite orné d'un drapeau tricolore), son entrain inaltérable, ses chants patriotiques, font partie de son image, autant que les valeurs qu'il transmet, incarnant par son apparence, les symboles qui ornent sa poitrine, ses chants, sa parole, son endurance, son obsession pour la santé physique, le patriotisme, le dépassement de soi, la régénération du pays, la revanche par le culte du corps.

Un coureur des bois dans la ville

Le personnage public de Gallot est également construit par le récit de sa vie et les conseils de marche, consignés dans deux ouvrages qu'il vend « à prix d'amis » partout où il passe. Ce sont ces conseils et ce récit que nous donnons à lire, *L'Art de marcher* (1898) et les *Souvenirs du célèbre marcheur Gallot* (1909), opuscules d'époque qui connurent de formidables succès et assurèrent au professionnel de la marche un certain train de vie, du moins jusqu'à ses cinquante ans.

Le second est essentiellement un récit initiatique, celui d'un jeune homme pauvre qui fuit son enfance mal-aimée et battue. La marche est un outil de vie, de survie : puisqu'il faut partir, le jeune Yves, à dix-sept ans, rejoint Le Havre, s'embarque pour l'Amérique, parcourt les États-Unis et le Canada, mais le tout à pied car il est sans le sou. Il marche sur les routes, le long des voies ferrées, à travers les plaines, sur les rives des lacs, dans les forêts. Il rencontre ainsi deux mythes américains majeurs, le trappeur et l'Indien, tels qu'ils ont pu être si puissamment institués dans l'imaginaire par les textes de Ralph Waldo Emerson (*La Nature*, 1836), les poèmes de Walt Whitman (*Feuilles d'herbe*, 1855) ou les pensées de Henry David Thoreau (*Éloge de la vie sauvage*, 1862). Ce sont deux figures de marcheurs auprès desquelles Gallot dit avoir tout appris sur son corps, sa dynamique pédestre, et sur son âme, la manière de forger un caractère en acier trempé. Comme le mouvement Woodcraft d'outre-Atlantique d'Ernest Thomas Seton, Gallot est un fils de la « science des bois [1] » : sa marche est née d'un retour à la nature autant que d'un réflexe de survie en milieu hostile ou d'un moyen de surmonter sa

1. Jean-Jacques Gauthié, « Le scoutisme et le mouvement Woodcraft. La nature comme moyen ou comme but d'éducation », *in* Olivier Sirost (dir.), *La Vie au grand air. Aventures du corps et évasions vers la nature*, Nancy, Presses universitaires de Nancy, 2009, p. 159-172.

misère. Gallot est fasciné par la culture primitive des Indiens, dont les insignes – totems, costumes, parures, plumes, peintures du corps et maquillage rituel – prolifèrent dans ses *Souvenirs*. L'éducation sportive dans les bois et sur les pistes, les jeux de plein air, les campements et les longues marches affûtées, forment le socle de l'initiation de Gallot à la marche, qui se vit comme un coureur des bois, un explorateur, un Indien capable de marcher des jours entiers à la recherche de la bonne piste. « C'est là, écrit-il dans ses *Souvenirs* à propos de son ami César, le Sioux du lac de Winnipeg, au contact et sur le modèle des Indiens, que j'ai appris à marcher. Mes amis avaient une endurance, une vitesse, une souplesse extraordinaires de marcheur. Le pas rapide, long et rasant le sol, ils avaient inventé depuis longtemps ce que nous appellerions bientôt la "marche en extension", ce que pratiquent avec ardeur mais plus de rigidité les *pedestrians* britanniques. César fut mon maître ès marches : il m'apprit tout ce que je sais. »

De retour à la civilisation, en l'occurrence à Montréal, Gallot ne met pas longtemps à exploiter à sa façon le legs de coureur des bois dont il est désormais l'héritier : pour payer son billet de retour en Europe, il organise ses premiers défis pédestres et ses premiers Tours marchés. Sur la circonférence de la colline et de la forêt du Mont Réal, il engage des matchs de marche contre quiconque voudrait se mesurer à lui. Sa réputation grandit, en même temps que le nombre de ses victoires et que son pécule. Bientôt, il peut rentrer en France, après une dizaine d'années passées à voyager et à marcher dans le Nouveau Monde.

Ses *Souvenirs* s'arrêtent là, un peu brutalement, alors que commencent sa carrière, puis sa gloire, de roi des marcheurs en France. Il participe en 1892 à Paris-Belfort, puis lance les différents défis qui, au milieu des années 1890, le rendent célèbre à travers tout le pays. Fort de cette réputation, il entreprend son *Art de marcher*, bref *vade-mecum* publié « à la demande de [ses] nombreux amis », conseils qui brossent le portrait idéal du « bon marcheur », à savoir Gallot lui-même. « C'est celui, précise-t-il, qui, tout comme l'Indien, a une démarche gracieuse et aisée. Pour lui, pas de fatigue ! Les muscles de tous ses membres sont en harmonie les uns avec les autres et avec la nature environnante ; ils concourent à l'action générale, et son corps ne s'affaisse pas. [...] Ayant vécu chez les Indiens pendant de nombreuses années, je suis convaincu que ces gens sont plus endurants à la fatigue de la marche que dans notre pays où la dégénérescence de notre race est constatée chaque jour par des hommes dont les connaissances physiologiques sont incontestables. En organisant ces marches en France, j'ai voulu en démontrer le but utile, tant du point de vue hygiénique qu'au point de vue de la défense nationale. » Suivent les conseils pratiques sur la chaussure du bon marcheur, son habillement, ses soins hygiéniques, sa nourriture, ses boissons, quelques citations d'écrivains randonneurs, Hugo et Rousseau, et, finalement, un souhait « de portée nationale » qui restera lettre morte : que cet art de marcher soit enseigné dans les écoles et les casernes. Gallot est patriote, portant son drapeau tricolore à chaque course, et rêve d'une jeunesse et d'une armée à son image.

Gallot, ses défis, ses tours, ses livres, sont davantage qu'une curiosité fin de siècle, que le suivant oubliera bientôt, laissant le « roi des marcheurs » finir sa vie dans la misère d'un hospice de vieillard de la banlieue parisienne. Ils témoignent d'une dynamique qui traverse alors la société française, aussi bien ses corps que ses esprits, comme si l'on ne pouvait bien marcher qu'avec les idées claires et l'enthousiasme circulant de la tête aux pieds. Depuis la fin du XIXe siècle, la mise en mouvement d'un corps qui s'expose enfin à la lumière, à l'air et au soleil, la régénération, le redressement physique et moral, si intimement liés, toutes ces idées s'imposent avec une vigueur scientifique nouvelle et sur une scène publique où les sports, notamment la marche, desservent un message politique. Le physiologue Georges Hébert, qui prône sous le nom d'hébertisme « la locomotion humaine dans la nature », propose ainsi une réflexion extrêmement influente, dont la vitalité retrouvée du corps en marche est la pierre de touche [1]. Des

---

1. Jean-Michel Delaplace, *Georges Hébert, sculpteur de corps*, Paris, Vuibert, 2005.

scientifiques de renom, tel Étienne-Jules Marey au Collège de France, étudient minutieusement la locomotion, qu'ils photographient mise à nu dans un laboratoire déplacé dans la nature (à la station physiologique du bois de Boulogne)[1]. L'anthropologue Georges Vacher de Lapouge, diffusant en France la pensée eugéniste de Francis Galton, lutte contre le décadentisme et la dégénérescence en artisan enthousiaste de l'amélioration indéfinie de l'espèce humaine[2]. Tous, à leur façon, parlent la même langue que Gallot.

Il s'agit de se purger pour reconquérir un corps offert à la régénération corporelle, celle de l'action, de l'effort, du mouvement : littéralement, sa mise en marche. Il en va de même pour

1. Michel Frizot, *Étienne-Jules Marey : Chronophotographe*, Paris, Nathan, 2001 ; Dominique de Font-Réaulx, Thierry Lefebvre, Laurent Mannoni (dir.), *Étienne-Jules Marey, Actes du colloque du centenaire*, Paris, Arcadia Éditions, 2004.

2. Jean-Marie Augustin, *Georges Vacher de Lapouge (1854-1936) juriste, raciologue et eugéniste*, Toulouse, Presses de l'Université de Toulouse 1 Capitole, 2011 ; Jean-Paul Thomas, *Les Fondements de l'eugénisme*, Paris, PUF, 1995.

l'appartenance sociale et l'identité culturelle du marcheur. En quittant la société pour s'en aller marcher, il se défait des hiérarchies, des tensions de classes, des inégalités devant l'argent et la culture. Tous sains, tous égaux devant le tour de Paris ou Paris-Belfort ; l'emportera le plus résistant, le mieux entraîné, celui qui sait souffrir plus que les autres. Seul le corps parle ici, lorsqu'il obéit à un esprit sain et patriote. Nous voici au cœur de l'*idéologie marcheuse*. C'est là, exactement, que Gallot nous conduit en défiant les coureurs et les chevaux à la marche, en tournant sans fin autour de la capitale, en nous délivrant son *Art de marcher*.

Antoine de BAECQUE [1]

1. Professeur d'histoire du cinéma à l'université de Paris-Ouest-Nanterre, marcheur lui-même, auteur d'une anthologie sur *Les Écrivains randonneurs* (Paris, Omnibus, 2013).

L'art de marcher

C'est à l'instigation et sur la demande de mes nombreux amis que je trace ces quelques conseils sur la marche. Je suis heureux de pouvoir leur être agréable et de mettre à leur service les quelques observations que j'ai recueillies dans une pratique journalière.

Et d'abord, j'entends souvent des gens dire « Est-ce qu'on a besoin d'apprendre à marcher, ne marchons-nous pas dès l'enfance… » Oui, nous marchons dès notre jeune âge, mais nous ne savons pas marcher, pour cela. Et la preuve, c'est que sur vingt personnes, à peine en trouvons-nous une qui connaisse l'art de mettre correctement un pied devant l'autre.

Mais qu'appelle-t-on un bon marcheur ?

C'est celui qui, tout comme l'indien, a une démarche gracieuse et aisée, pour lui, pas de fatigue ! Les muscles de tous ses membres sont en harmonie les uns avec les autres ; ils concourent à l'action générale, et son corps ne s'affaisse pas.

« Vous me demandez les règles à suivre pour devenir un bon marcheur, elles sont simples et faciles à mettre en pratique :

1) Tenir les épaules effacées, la tête droite ; rien de plus disgracieux qu'une personne marchant la tête rentrée dans les épaules ;

2) Marcher légèrement, avec élasticité, lancer le pied en avant et le soulever à peine de terre, enfin marcher franchement devant soi. Un pas hésitant est plus que disgracieux il indique une véritable infirmité faite pour vous interdire à jamais le plaisir de la marche…

Vous allez me dire : dans les grandes distances, vous courez ?

Non, je marche, et, avec mon pas d'un mètre, je défie sur les grandes distances tous les coureurs de la terre. Le coureur s'éreinte vite, s'essouffle. Sur une petite distance, il pourrait me gagner ; sur une grande, jamais. Et c'est la grande distance qui est la vraie. Certes il y a des moments durs, à la fin de la course surtout, et sous la préoccupation d'arriver en temps voulu ; mais avec des soins hygiéniques, des conditions particulières de costumes et de chaussures, et surtout de l'entrain et de la bonne humeur, on arrive facilement à bout des obstacles. Généralement je chante en marchant ; et puis, quand pour ménager mes forces, je mets un mouchoir dans mes dents, afin de ne respirer que par le nez, ce qui me permet de modérer la fringale de mes poumons, ce sont mes entraîneurs qui chantent à ma place. J'ai mon répertoire, comme un chanteur de café-concert. Il y a des chansons lentes pour les montées, des airs alertes pour le pays plat, des couplets endiablés pour les coups de vitesse. C'est alors la charge de la « goutte à boire » du dernier effort…

Pour devenir un bon marcheur, plusieurs conditions s'imposent, et l'entraînement journalier doit porter sur les points suivants :

1) prendre l'habitude d'une allure cadencée, rythmée ;

2) ne jamais s'emballer au départ, garder ses forces pour la suite et surtout pour la fin ;

3) ne jamais conserver dans la marche aucune partie du corps raidie, chacune de ces parties ayant un rôle dans l'acte de la locomotion ; à ce sujet, un léger balancement des bras aide à porter le corps en avant et maintenir l'équilibre ;

4) marcher progressivement, comme je l'ai déjà fait observer, surtout dans une longue route à parcourir, de façon à habituer le corps à la fatigue ; cette règle est de la plus haute importance au point de vue de l'hygiène et de la santé. En somme tout ce qui précède peut se résumer par la nécessité de régler sa marche et d'arriver à la plus grande correction.

Peut-être, allez-vous dire, Gallot a un truc pour s'aider et faciliter sa besogne ?

Non, vraiment ; à moins que vous ne preniez ma canne pour un truc. Et en effet quand je ne suis chargé militairement, ce dont j'ai l'habitude maintenant, je me sers toujours de ma canne. Ce n'est pas un genre, croyez-le bien elle me favorise mon pas, elle m'entraîne. Je la tiens généralement de la main droite par le milieu. C'est un petit amusement, aux montées je me l'applique aux reins par le travers, ça me cambre. Et puis elle me sert, à l'occasion, pour caresser l'échine des affreux toutous – qui me happent au jarret, furieux de me les voir dépasser.

Et puis ordinairement j'ai mon fusil que je porte des vingt-quatre, quarante-huit et même soixante-douze heures sur l'épaule droite sans changer (affaire d'habitude), et au dos mon sac bien garni ; car je ne marche guère sans mon fusil et mon sac... ça c'est une habitude de trappeur, contractée en Amérique, à travers les forêts vierges, les prairies sans horizon, les broussailles sans chemin.

Ayant vécu chez les Indiens pendant de nombreuses années, ce qui m'a permis d'étudier leurs mœurs, leurs usages, leurs coutumes, je suis convaincu que ces gens sont plus endurants à la fatigue de la marche que dans notre pays où la dégénérescence de notre race est constatée chaque jour par des hommes dont les connaissances physiologiques sont incontestables.

En organisant des marches en France, j'ai voulu en démontrer le but utile, tant au point de vue hygiénique qu'au point de vue de la défense nationale, et prouver que par un exercice fait avec méthode, on pourrait arriver à faire ce qu'il faut, et ce qui n'est chez les Indiens qu'une chose très ordinaire de marcher pendant des journées entières, pourrait se réaliser ici comme chez eux.

J'ai donc lieu de m'étonner de ne pas être accueilli avec plus de sympathie parmi nos compatriotes français. Et si dans certaines localités, où j'ai organisé des marches, principalement à Paris, ma ville natale, j'ai été l'objet de manifestations hostiles par des gens payés probablement par des adversaires sans vergogne, cela prouve tout simplement que mon véritable but, qui est très louable en somme, est encore non compris par beaucoup de gens.

Jetons un regard rétrospectif à travers les âges nous verrons qu'il y a un siècle, l'homme accomplissait sans fatigue une marche de soixante-quinze kilomètres par jour, et aujourd'hui la moyenne de trente à quarante kilomètres et encore !

De la chaussure

À côté de mes principes généraux, il convient de les favoriser par tous les moyens dont on peut disposer, et, sous ce rapport la question de la chaussure prime toutes les autres.

Règle générale : la chaussure munie d'un semblant de talon doit prendre exactement la forme du pied. Tout le contraire du régiment où c'est le pied qui prend la forme de brodequins ou du trop fameux godillot que j'ai dû subir pendant mes vingt-huit et treize jours.

Pendant les temps secs, je ne connais qu'une chaussure : l'espadrille ; mais l'espadrille bien ondée sans brase intérieure et lacée au-dessus de la cheville, à l'intérieur y placer une légère semelle de cuir, derrière une talonnette, pour la préserver de l'humidité et l'imperméabiliser, la goudronner au-dessous et la graisser dessus de suif ainsi que dans ses moindres coutures.

Voici une recette que j'emploie avec succès.

Sur un feu ardent faites fondre une certaine quantité de cire jaune ; ajoutez-y, ensuite, en remuant, même poids de saindoux ou de graisse et autant de miel ; complétez votre composition – après l'avoir retirée du feu – avec la moitié d'essence de térébenthine et continuez de malaxer jusqu'à parfait mélange.

Avant d'appliquer, chauffez légèrement les espadrilles, et posez-y au pinceau plusieurs couches successives de cet enduit, et on peut impunément barboter dans l'eau ou dans la neige sans crainte d'attraper un rhume ou une bronchite.

Inutile de vous dire que ce système s'emploie avec succès sur les chaussures en cuir. Beaucoup de personnes prétendent que les espadrilles doivent fatiguer ; c'est une erreur complète du moment qu'elles maintiennent la cheville et qu'elles ne vous compriment pas (ne pas confondre ces espadrilles avec celles de 0,75 centimes qu'on a voulu mettre en usage à l'année). Il est certain que le jour où nos soldats seront mieux chaussés, que leurs chaussures seront plus légères, ne les comprimant en rien, que le contrefort des brodequins qui les blessent aura disparu, que le poids inutile du sac sera diminué, nos braves pioupious feront des merveilles, et ils en feront encore plus le jour où on leur adjoindra une bonne paire d'espadrilles à mettre en usage par les temps secs. J'ai bien un système de chaussure copié sur les Indiens, mais comme je sais à l'avance que je perdrai mon temps à le préconiser, comme je l'ai perdu en exécutant mes marches, je passerai outre.

De l'habillement

Beaucoup de personnes sont obligées d'abandonner la partie, beaucoup de soldats en marche succombent, brisés par la fatigue, faute d'un habillement conforme aux circonstances. Voici un costume léger mais peu coquet que je leur conseillerai d'adopter ; par les temps de pluie : paletot et pantalon imperméabilisés, soit avec de la dissolution de caoutchouc ou trempé dans l'huile ; le pantalon doit être court et bouclé aux jambes ; par les chaleurs tropicales : habillement en toile ordinaire ; dans l'hiver un drap imperméable ; ainsi que la casquette ou casque si vous préférez ; en général habillez-vous le plus légèrement possible et selon les saisons.

Si vous êtes sujet à la transpiration portez de la flanelle ; et, en été, pour éviter les insolations, ceignez votre tête d'un chapeau de paille, casquette ou casque au fond duquel vous aurez mis – ne riez pas, cela a son but – une feuille de chou ; autour du cou, un foulard toujours lâche et d'étoffe légère.

Soins hygiéniques

J'attirerai maintenant l'attention de mes lecteurs, amis de la marche, sur les soins hygiéniques qu'ils devront observer pour favoriser leur exercice favori, si les moyens le leur permettent. Prenez des douches à la lance, pour prévenir toute déviation de la colonne vertébrale, mais cela avant la marche seulement et jamais pendant, ni après, jamais de douches sur la tête. Prenez des bains sulfureux avant et après la marche, en route ; ne vous laissez pas aller au désir, souvent intense, de mettre vos pieds à l'eau.

Et puisque nous parlons de vos pieds, ne les graissez jamais ; ce qui est d'abord malpropre et a en plus l'inconvénient de boucher les pores, sans préjudice des maladies que cet usage peut engendrer, le suif étant de la graisse corrompue.

Voici mon système que j'ai toujours employé avec le plus grand succès.

Acide tonique : 60 grammes.
Alcool : 1 litre à 90 degrés.

Mélangez le tout, et le passer la veille avec un pinceau et durant la marche sous la pointe des pieds et aux endroits où vous risquez de vous blesser, c'est le système que je recommande à l'armée, chaque chambrée devrait posséder ce baume souverain imaginé par votre serviteur. (L'ordonnance du général Hervé qui craignait les ampoules s'en est servi également avec succès en 1895 lors de mes premiers vingt-huit jours à Mézières, ainsi que mes élèves.)

Pour les champions ou grands marcheurs ; que ceux-ci changent de temps à autre leurs chaussettes russes et leurs bas, qui devront être en laine sans coutures, et de teinture noire, préférablement employer la molletière en flanelle et le cuissard, surtout ne comprimez pas ; la nuit couvrez-vous la bouche d'un cache-nez pour empêcher l'air vif de vous tomber sur les poumons ; quand il y a nécessité, faites-vous frictionner, masser les parties fonctionnantes, et quand une crampe survient à la cuisse ou aux jarrets, serrez immédiatement avec une courroie ou un mouchoir le membre atteint, jusqu'à ce que la crampe soit disparue.

Pour les frictions, avoir soin de se frictionner de bas en haut, jamais en descendant, se servir principalement d'huile camphrée, et frictionner à l'aide d'une flanelle ou d'un gant de cuir. Pour les faiblesses de reins, je recommanderai cette recette, dont je me suis très bien trouvé :

Alcool Fioravanti .... 25 grammes
Térébenthine .... 15 grammes
Alcool camphré .... 225 grammes

J'ai l'habitude de me frictionner avec cette mixture, non seulement pour les douleurs, mais quand je rentre de promenade en état de sudation.

En route je ne me lave jamais à l'eau froide, je ne me sers, pour ces ablutions, que d'un mouchoir imbibé de vinaigre étendu d'eau. Dans les moments de défaillance, ce remède est souverain.

Établissez-vous un record, ou exécutez-vous une lutte quelconque, ne mettez jamais un caillou dans votre bouche car vous risquez de vous démailler les dents ou de vous étrangler en l'avalant.

Il est bon quand le sommeil vous gagne de respirer de l'ammoniaque ; si l'envie de dormir s'accentue on se fait entourer les poignets de bandelettes en toile, sur lesquelles on verse de l'eau sédative étendue d'eau, l'effet est merveilleux et l'on repart avec un nouvel entrain.

Si par extraordinaire une ampoule survient, percez-la, ayant préalablement chauffé l'aiguille dans laquelle un bout de fil blanc est passé à la lueur d'une bougie, ou lumière quelconque, laissez le fil dans l'ampoule, et badigeonnez avec ma mixture.

De la nourriture

Nous nous occuperons maintenant de la nourriture, qui doit être proportionnée au tour de force que vous pouvez exécuter. Pendant la marche, mangez peu à la fois, contentez-vous de bouillon, de potage, d'œufs crus ou à la coque ; mâchez de la viande saignante, avalez-la si vous pouvez ; mettez-en dans votre bouillon, pas de crustacés, très peu de pain, et prenez de temps à autre de ce kola que je prépare moi-même de la façon suivante :

40 grammes de kola pulvérisé,
500 grammes d'alcool à 90 degrés ;

laissez macérer quatre jours et passez au papier tournesol. En marche j'en prends de temps à autre ; au moment de défaillance, une cuillerée à café dans un demi-verre de vin blanc doux ou sucré et je m'en trouve très bien.

Il m'arrive aussi de sucer des pastilles absinthées et des feuilles de coca.

De la boisson

Pendant l'entraînement et la marche, s'abstenir d'alcools, cela est un point essentiel.

Prohibez sévèrement toute boisson glacée ou trop chaude. À l'occasion un doigt de vin de porto, du thé fort et la kola ci-dessus, avec ce régime je réponds d'un bon entraînement. Pour le repos en route il est variable, selon les distances qu'on a à parcourir.

Pendant mes grandes marches autour de Paris, je marchais du lever au coucher du soleil, sans m'arrêter et la nuit je m'enroulais dans une couverture et dormais à poings fermés, dans un endroit proche de la barrière Clichy, que j'avais choisi pour ma tranquillité (boulevard Bessières 105). Un médecin qui logeait dans le voisinage venait me visiter chaque soir, et, souvent dans les derniers temps, il me faisait lever et me secouait pour me mettre en route, mais ce moyen n'est à employer que dans les grandes luttes professionnelles. Cependant, j'estime que l'homme sain de corps peut exécuter sans fatigue une fois entraîné de quinze à dix-huit heures par jour. La marche régulière étant de cinq kilomètres à l'heure ; si vous voulez être champion, montez à sept et plus, mais croyez-moi restez à cinq ; c'est un trop mauvais métier que d'être champion.

Et pourtant, il a sa bien grande utilité, et les services que les marcheurs de profession pourraient rendre aux armées sont incalculables.

Les colonels pendant mes vingt-huit et treize jours en ont bien convenu, souvent aux manœuvres, ils ont obtenu, par moi, des résultats que n'auraient pu leur rendre leurs bicyclistes ; à Marseille au 141e de ligne on en sait quelque chose, car, un jour, sous une pluie battante, les pieds dans la boue, à travers les côtes, je fus chargé de remplacer le bicycliste chargé d'aller chercher le courrier du camp de Carpiagne à La Penne, je mis une heure pour franchir les treize kilomètres qui séparaient aller et retour le camp de Carpiagne et La Penne ; deux fois dans la même journée je m'en fus chez le lieutenant-colonel Rousset.

Toujours de Carpiagne à Marseille, distance aller et retour quatorze kilomètres, ce qui me fit le chiffre respectable de cent un kilomètres en moins de vingt-quatre heures.

Le bicycliste que j'admire, dont je suis loin de combattre l'opportunité, attire l'attention de l'ennemi ; le moindre obstacle, rivière, côte, chemin empierré, un fossé l'arrête ou le retarde ; il ne peut traverser les terres labourées ; tandis que le marcheur passe partout. Mes colonels comprenaient cela, et ils me firent donner des leçons de marche à leurs hommes. L'un deux, le colonel La Chasse (de Mézières), répétait volontiers le mot de Napoléon : « C'est avec les jambes de mes soldats que je remporte mes victoires » et j'essayais de lui créer quelques bons sujets ; mais le temps me manquait.

Cependant, je pus instruire quelques moniteurs qui ensuite ont continué ma besogne. Il paraît qu'on ne s'en trouve pas mal dans mes anciens régiments, et je suis heureux, pour ce qui me concerne, d'avoir pu, sous cette forme, payer un peu de la dette que tout homme contracte envers la patrie, en naissant.

Je voudrais qu'il y eût des écoles de marche dans tous les régiments. Les sujets les mieux doués seraient utilisés pour les services spéciaux d'estafettes et d'éclaireurs, et le reste de la troupe n'aurait qu'à se louer de l'entraînement et des précautions que j'ai prouvés plus haute. Si l'autorité militaire y mettait du sien en accordant de meilleures chaussures aux soldats, ou, ce qui serait encore mieux, en adoptant pour certains corps la chaussure en cuir mou (système indien) ou l'espadrille comme on l'a fait en Espagne pour plusieurs régiments et où le résultat a été tout à fait satisfaisant, je réponds qu'il n'y aurait plus de ces insupportables traînards, qui sont la plaie des armées de marche.

Je voudrais aussi que dans toutes les écoles on enseignât à marcher aux enfants et qu'on leur fît ensuite faire des promenades d'entraînement. Les sociétés de marcheurs se sont multipliées depuis quelques années et ces tentatives sont d'un excellent exemple : mais ce n'est pas suffisant. Il faut que la marche, expliquée, raisonnée, et apprise comme on apprend toutes choses, soit obligatoire pour tous les Français.

Chacun y trouverait son compte, aussi bien au point de vue des services qu'il rendrait qu'à celui de sa satisfaction personnelle. Et cette dernière n'est pas à dédaigner ; je n'en veux pour preuve que ce qu'en pense Victor Hugo dans sa correspondance de 1815 à 1855.

Victor Hugo était un grand coureur de routes. Dès qu'il se sentait fatigué par la vie de Paris, il disait adieu à sa famille, à ses amis, et il prenait la diligence. On s'est étonné de la magnifique santé qu'il avait conservée dans la vieillesse la plus avancée. Peut-être est-ce là qu'il faut chercher le secret ? De ses lettres écrites en voyage, il a vécu de mille manières différentes, et toujours avec la même éloquence, les charmes de la marche à pied ; le goût, il l'avait dès ses jeunes années, ainsi qu'en témoigne ce passage de cette lettre adressée en 1821, à Alfred de Vigny, sous-officier du 5e régiment de la garde royale à Rouen : « Me voilà ici depuis hier, visitant Dreux et me disposant à prendre la route de Nonancourt. J'ai fait tout le voyage à pied, par un soleil ardent et des chemins sans ombre d'arbre. Je suis harassé, mais tout glorieux d'avoir fait vingt lieues sur mes jambes ; je regarde toutes les voitures en pitié, si vous étiez avec moi en ce moment, jamais vous n'auriez vu plus insolent bipède, quand je pense qu'il faut se soumettre au cabriolet pour aller du Luxembourg à la Chaussée d'Antin, je serais tenté de me croire d'une nature supérieure à la sienne comme animal. Cette expérience m'a prouvé qu'on peut marcher avec ses pieds. »

Jean-Jacques Rousseau raconte que la marche à pied faisait naître en son esprit des idées qu'il recherchait en vain quand il voulait les fixer sur le papier.

Il le regrettait, assurant qu'à côté de celles-là tous ses écrits eussent paru bien pâles et bien insignifiants. Victor Hugo jouissait de la même prérogative.

Souvenirs du célèbre marcheur Gallot [1]

1. Les pages qui suivent sont tirées d'Yves Gallot, *Souvenirs du célèbre marcheur Gallot*, Paris, A.-L. Guyot, 1909. Les intertitres sont de l'éditeur. L'édition des *Souvenirs* proposée ici est à la fois partielle, puisqu'il s'agit d'extraits significatifs centrés sur la marche, et complétée : nous avons ajouté quelques passages intéressants sur la marche tirés du Livre d'or tenu, souvent de façon manuscrite, par Gallot lui-même, donné par le marcheur à Francis Guilleux, qui l'a exposé dans son musée du Sport, à Coudray, en Mayenne, et l'a exploité dans son ouvrage, *Le Sport de la marche en France et dans le monde*, Bar-le-Duc, Jolibois, 1929 (*N.d.É.*)

Comment suis-je devenu marcheur ?

Pourquoi et comment suis-je devenu le marcheur Gallot ? C'est ce qui me paraît indispensable d'expliquer au début de cet ouvrage. On verra à quoi tiennent les destinées d'un enfant, et comment dès ses premières années l'influence de la famille décide de son avenir. Certes, mon enfance ne fut pas heureuse. Mes parents avaient sur l'éducation des idées particulières.

Ils me donnèrent un plus grand nombre de mauvais coups qu'ils ne présentèrent à mon appétit de bons morceaux. J'appris à lire, le poing sous le nez, à écrire, la canne sur l'échine... Quant aux quatre règles, je n'en parle pas. Pour la moindre peccadille, j'étais garrotté, ligoté, battu comme plâtre. Je cherchais à me sauver de temps à autre, mais, rattrapé bien vite, j'expiais durement ces absences.

Mon frère aîné qui, pas beaucoup mieux traité que moi, finit par perdre patience, se décida à quitter cet enfer en s'engageant dès les premiers temps de la guerre. Incorporé à l'armée de la Loire, il eut une jambe emportée à la bataille du Mans, et en mourut, le pauvre cher aimé. J'avais sept ans, alors – sept ans et neuf mois pour être exact, car je suis né le 30 avril 1863, à Paris, rue Pigalle.

Après, nous allâmes habiter rue de Crébillon. Je m'en souviens d'autant mieux que, pendant un laps de temps que je ne saurais déterminer, je fus séquestré dans une mansarde. Les années passaient, et mon sort ne s'améliorait pas. Je travaillais cependant, j'apportais de l'argent à la maison ; il y était mieux reçu que moi. Il me souvient d'un jour où ayant, je m'en accuse, dérobé quelques pruneaux, je fus, pour ce fait, lié aux pieds et aux mains et, cela se passait en hiver, couché tout nu, pendant une heure, sur une table de marbre. Il m'est impossible de dépeindre mon horrible souffrance. Et cependant je demeurai stoïque et la subis sans proférer aucune plainte. J'étais trop jeune pour oser me défendre.

À dix-sept ans, je n'y tins plus. Une goutte d'eau, née d'un supplice, moins raffiné, peut-être, mais plus outrageant pour ma dignité d'homme naissant à la vie, fit déborder la coupe de mes amertumes. Mon père me gifla, sans raison, devant un groupe d'amis. Je n'osai pas faire voir mon ressentiment, tant était grand mon respect pour l'autorité paternelle. Mais je compris qu'une telle existence devait avoir une fin. Je cherchai comment ; sur ces entrefaites, un de mes camarades se trouvant dans le même cas, ou à peu près, me fit part de son projet de partir, sans esprit de retour.

J'entrai sans hésitation dans ses vues. Je fis, mentalement, mes adieux à mes parents, auxquels je n'en ai jamais voulu ; et côte à côte, avec l'ami Paul Prignet, nous prîmes, avec l'intention de mettre l'océan Atlantique entre nos familles et nous, le chemin du Havre, *pedibus cum jambis*, cela va sans dire. Pour aller plus vite, nous nous défiâmes à la marche. Ce fut mon second premier match… Paul Prignet arriva second.

C'est à cet instant que je pris conscience de la nécessité et de l'utilité de la marche à pied. Dès lors, je résolus d'user le moins souvent possible d'autres moyens de locomotion que mes propres pieds. Mais si j'aimais la marche, si j'en comprenais la nécessité surtout pour une bourse plate, je ne savais pas marcher. Pas encore.

Comme on pense, nous parvînmes à destination en assez piteux état. Nous n'avions pour toute fortune que trente centimes. Aussi, ne nous attardâmes-nous point aux curiosités de la ville. Nous n'avions qu'une idée, qu'un désir : nous embarquer de suite.

Mais comment s'embarquer ?

Naïvement, nous demandâmes à un matelot qui, sur un quai, s'apprêtait à monter à son bord, s'il voulait nous emmener à Porto-Rico, où son bâtiment devait se rendre, suivant un écriteau vert accroché à ses cordages.

Ce brave marin, qui baragouinait un mauvais français, nous apprit que la carrière maritime n'était pas d'aussi facile accès que nous le pensions, mais il voulut bien nous indiquer une officine, ou plutôt un bureau de placement, où nous aurions chance d'être embauchés. Nous nous rendîmes donc rue de l'Arsenal, toute voisine, où nous trouvâmes, sans difficulté, la boutique crasseuse où notre sort allait se décider. Elle portait cette enseigne : *Sailors Home*. Un Suédois, long comme une gaule, nous y reçut. C'était le maître du logis, le traitant, le marchand d'hommes et même de moussaillons, comme nous. Il nous toisa dédaigneusement, regarda nos mains, qui ne connaissaient ni le câble, ni la poix, et murmura en haussant les épaules.

– Des Parisiens encore !

Cependant, un navire prêt à mettre à la voile complétait la menue monnaie de son personnel. Nous ne nous inquiétâmes ni de son nom, ni de sa nationalité, ni de sa destination. Une pièce de cent sous, montrée à propos, mit trêve à toute hésitation. Nous la dépensâmes royalement dans un bar du quai Notre-Dame, et, le soir même, nous appareillions à bord du trois-mâts le *Ceylan*. Que ce départ nous parut beau ! Nous quittions enfin la terre où nous avions tant souffert. L'avenir s'ouvrait devant nous. Il me parut immense comme cette vaste mer, dont les senteurs m'enivraient.

Nous débarquâmes, une dizaine de jours plus tard, dans un port du Delaware, distant de près de deux cents kilomètres de New York. Alors, nous décidâmes d'ignorer le train – qui nous semblait inabordable – et de partir à pied. Ce fut ma première marche à travers le Nouveau Monde. Point la dernière...

New York nous attirait. Nous en prîmes le chemin et, quatre jours après, nous y parvenions.

Une bonne aubaine nous y souhaita la bienvenue. Une enseigne en français, et en bon français, ayant attiré notre attention, nous pensâmes qu'elle indiquait la demeure d'un compatriote. C'était exact. De plus, la maison était hospitalière. Nous y fûmes accueillis à cœur ouvert, restaurés copieusement, assurés d'un gîte, en attendant que nous eûmes trouvé un emploi.

Je le dégottais dans la « presse ». Je n'écrivais pas, je ne photographiais rien, mais je marchais. Pendant plusieurs mois, j'ai porté à travers New York les journaux d'une compagnie de presse. Rien de plus efficace pour apprendre à marcher longtemps et vite que d'être attendu à l'autre bout de la ville dans l'urgence. Ce fut comme ma première école, mais elle était rude. Je m'en lassais bientôt. [...]

Je rêvais au Canada, ce pays que je considérais comme une terre promise, tels les anciens Hébreux aspiraient après la terre de Canaan. Donc le Canada m'attirait, et je partis pour le Canada – non en *sleeping car*, ni en seconde classe, ni même en troisième ou quatrième, mais à pied, en bon chemineau, mon bâton de voyage à la main. J'allais confiant en mon étoile, car cette confiance absolue m'était revenue pleine, entière, ainsi que je le disais en terminant le précédent chapitre.

Certes, je devais plus tard modifier mes idées premières sur l'étoile qui nous gouverne, mais, pour le moment, j'avais la certitude qu'elle devait influer sur ma destinée. Et maintenant que j'écris, j'hésite et je me demande s'il n'y a pas une petite parcelle de vérité ; si dans ce mot « étoile » le penseur qui a émis l'idée ne prévoyait pas une fatalité, bonne ou mauvaise, réglant l'avenir de l'individu et le conduisant à une fin inéluctable.

Mais je m'attarde en réflexions philosophiques alors que vous attendez un récit. Excusez-moi, amis lecteurs, j'y reviens et je n'en démords plus.

J'aime à voir du pays, et j'en vis ainsi beaucoup, mais sans grande variété car, pour ne pas m'égarer, je suivais, sans m'en éloigner, tantôt sous bois, tantôt rasant l'herbe de la prairie immense, la voie du chemin de fer qui, ne trouvant pas d'obstacle sur sa route, piquait, avec une désespérante monotonie, droit devant elle.

C'est ainsi qu'en trois semaines de marche, je couvris plus de mille kilomètres. Le Canada était en vue. Marcher le long des rails du train est une aubaine pour l'orientation, une sacrée fatigue pour les pieds et une école de la vie. Que de villages et de petites villes ai-je croisés le long de cette ligne rectiligne ! Mais cela entraîne également une certaine lassitude.

Cette uniformité n'était pas faite pour m'inspirer des idées bien gaies, et, souvent, je regrettais de n'avoir pas repris, avec Paul, le chemin de la Patrie. Je courais le plus ordinairement à l'auberge de la belle étoile, et je ne dînais pas tous les jours.

Parfois, en me rangeant pour laisser passer un train, je humais ou je croyais humer comme un bon fumet de cuisine s'échappant des beaux wagons qui passaient devant moi comme un bolide. Et alors, j'étais pris d'une envie folle de savourer de plus près, et plus longtemps, cette alléchante odeur. Quand je n'y tenais plus, je profitais du moment où un convoi partait d'une station pour sauter sur le marchepied de la dernière voiture, d'où je gagnais le panneau de queue. Là, en croix de Saint-André, les pieds sur les tampons, les mains agrippées au rebord du faîte, je me donnais la douce satisfaction de me laisser conduire à la station suivante, sans bourse délier. De cuisine, je n'ai jamais, dans cette posture, senti le moindre arôme, j'épargnais cinquante ou soixante kilomètres à mes jambes encore vierges de tout entraînement professionnel – et c'était bien quelque chose.

Je sais que les compagnies de chemin de fer n'autorisent pas et même prohibent et répriment ce genre de transport ; mais j'ai la conscience d'avoir indemnisé largement celle qui me voiturait ainsi, car j'ai travaillé dans une mine qui lui appartenait – et ce n'était pas jeu de prince, je vous assure.

Un jour, en effet, en arrivant à Wheeling, dans l'État de l'Ohio, comité de Belmont, je m'aperçus, en sautant sur la voie, que mon estomac battait singulièrement la fringale. Je m'en ouvris à un compatriote que je rencontrai près de la gare. Il me restaura charitablement, et me donna le bon conseil de me rendre à une mine de charbon de terre située à dix-sept milles de là, Wheeling R. R. C°. Je partis sur-le-champ, et le soir, j'arrivais à *Mining Camp*, c'est-à-dire au camp des mineurs fort de sept cents habitants et décoré du nom pompeux de Maynard City.

En arrivant aux premières maisons, je m'arrêtai devant un cabaret portant l'enseigne : *L'Enfant qui Pisse*. La porte était fermée en dedans ; je frappai : ce fut, naturellement, un Belge qui vint m'ouvrir. Il me fit un très bon accueil, me présenta à ses compagnons, qui s'apprêtaient à se coucher, et m'offrit de me conduire, le lendemain, à la mine. Ce fut un morceau de lard, fleurant délicieusement, qui décida de mon sort.

Je n'avais pas un sou pour le payer, et, pour m'en régaler, j'aliénai ma liberté.

Le jour suivant, au matin, je partis donc, en compagnie de mon Belge, pour la mine. – La mine ! ce seul mot me faisait froid, et j'avoue qu'en chemin j'eus plus d'une fois la velléité de m'en retourner sur mes pas, et de donner à tous les diables ma carrière de mineur. Mais je suis né courageux, audacieux même… Et puis, j'avais mon lard à payer.

Mon compagnon, qui s'appelait Van der Marolles, me servit d'interprète. Il avait préparé un beau discours pour expliquer, à un porion connu de lui, que je ne savais pas un mot d'anglais et que je n'avais jamais travaillé aux mines. Le porion, tout à fait bon garçon, me tendit la main, ce fut tout notre contrat. […]

Comme j'avais de bonnes jambes, la compagnie de la mine me confia un travail de trappeur : faire le tour du lac de Winnipeg et établir un poste de commerce, un comptoir, afin de vendre un peu de tout aux sauvages installés de l'autre côté du lac.

J'y trouvai mes bons Indiens taillés sur le modèle, avec, à la fois, beaucoup d'idéal et du sens pratique en plus, que mes bons chapeaux mous, empoisonnés sans doute, à l'heure qu'il est, par les produits frelatés de Van der Marolles. C'est surtout à Winnipeg et dans la banlieue, grande comme la Bretagne ou la Normandie, de cette ville, que je connus à fond et que je vécus de leur vie.

Je tenais, alors, sur les bords du lac de ce nom, ce qu'on appelle *un poste*, c'est-à-dire une sorte de factorerie, où les Indiens viennent, à époque fixe, échanger leurs fourrures contre des marchandises ordinaires. J'avais pour associé un métis, qui portait le nom pompeux de César Napoléon, et nous faisions d'assez bonnes affaires.

Mme César était une maîtresse ménagère en dépit d'un fond de saleté héréditaire qui faisait que notre logis n'était jamais propre. Mais quelle cuisinière ! Quand on la voyait, à l'exemple de ses congénères, se couvrir la tête d'un châle qu'elle ramenait sur son front, on pouvait être sûr que c'était pour aller au marché. Comme toutes les métisses, elle avait de grosses lèvres et le front étroit, ce qui ne la rendait point belle, et, de plus, elle fumait toute la journée, dans une pipe monumentale, du tabac mêlé à une écorce d'arbre, appelé *hort rouge*, dont l'odeur est assez pénétrante et le parfum s'amalgame assez bien avec l'arôme du tabac.

Quant à César lui-même, c'était le métis pur-sang, avec les qualités et surtout les défauts de sa race. Il en avait les traits distinctifs : l'œil brillant, le nez aplati, les joues saillantes, les cheveux d'un noir de jais, coupés à la hauteur des épaules, la tête coiffée d'une inamovible casquette de loutre, ornée d'une queue de renard argenté qui lui pendait dans le dos, et les mains ballantes à côté de gants fourrés attachés à une ficelle qui faisait le tour de son cou.

Comme vêtements, une simple tunique avec une vaste ceinture de laine enroulée autour de la taille.

Il était infatigable à la marche, et c'est ce qui nous avait rapprochés. Je l'avais rencontré dans une forêt où je m'étais égaré ; nous avions fait route ensemble et, comme il me parut intéressant, et que j'avais besoin d'être secondé dans mon commerce, où il y avait beaucoup à faire, je l'avais pris avec moi.

Nous passâmes ainsi plusieurs mois ensemble, les Indiens ne venant faire leurs achats qu'au printemps ; et pendant tout ce temps, je n'eus qu'à me louer de lui ; à tel point que je résolus de mettre à exécution, après les échanges, un rêve longtemps caressé : celui d'accompagner dans la prairie et dans les forêts immenses dont il m'avait conté merveille, mon grand ami Natos-Apiw, le Vieux Soleil, l'un des chefs principaux de la grande tribu des Pieds-Noirs.

C'est là, au contact et sur le modèle des Indiens, que j'ai appris à marcher. Mes amis avaient une endurance, une vitesse, une souplesse extraordinaires de marcheur. Courbés vers l'avant, le pas rapide, long et rasant le sol, ils avaient inventé depuis longtemps ce que nous appellerions bientôt la « marche en extension », ce que pratiquent avec ardeur mais plus de rigidité les *pedestrians* britanniques. César fut mon maître ès marches : il m'apprit tout ce que je sais.

Je l'avais connu à la fin d'un été, et je ne devais le revoir qu'aux beaux jours. Cette année-là, l'hiver me parut interminable, ainsi que le printemps qui vint après. La nature reverdie, refleurie, s'échauffait sous un soleil réconfortant, le lac semblait un miroir incandescent, et je commençais à craindre que nos visiteurs habituels nous fissent faux bond. Enfin, un jour, plusieurs canots parurent à l'horizon, c'était l'avant-garde de nos acheteurs.

Je repris alors en sa compagnie cette habitude si plaisante, envoûtante, entraînante, de marcher à vive allure le long du lac. Quand nous nous lancions quelque défi pédestre, il me battait régulièrement. En vitesse, j'arrivais à le suivre ; mais il me distançait sur l'endurance : au bout de cinquante à soixante kilomètres, je faiblissais, tandis que lui poursuivait à son rythme. Toutes ces défaites me marquèrent.

Cet été-là, je m'entraînais de plus belle. Un jour, je le battis. C'était fait, j'étais désormais un marcheur. [...]

Pourquoi Gallot préfère marcher[1]

Il faut dire que Gallot a toujours eu une raison majeure de prendre rarement le train. Ne croyez pas que c'est parce qu'il est un marcheur intrépide et audacieux qu'il néglige les autres moyens de locomotion. Non ! Ce n'est pas là le motif vrai.

Gallot est surtout un curieux, un chercheur, qu'on appelle à Paris un fouinard. Il faut, quand il va dans un endroit quelconque, qu'il se rende compte des origines, des mœurs, des us et coutumes des habitants. C'est ce qui lui a permis de faire quelques trouvailles heureuses de nature non seulement à intéresser ses lecteurs, mais encore et surtout de servir de document à

1. Ce chapitre a été intercalé par moi et est écrit par un ami. (*N.d.A.*)

l'histoire des lieux qu'il a traversés en touriste que rien n'émeut, n'étonne, n'arrête.

Si de Des Moines il fût parti emporté par un train quelconque, il eût traversé des sites, des localités, qu'il n'eût pu voir à son aise, ni admirer, ni apprécier et certes cela n'eût pas fait son compte.

Ce dévoreur de kilomètres, en quittant Des Moines, se rendit à titre de modeste promenade à Saint Joseph, ville éloignée environ de cinquante à soixante kilomètres de la précédente ; en 1890, Saint Joseph comptait quatre-vingt mille habitants et qui doit aujourd'hui en posséder un tiers de plus, c'est-à-dire, environ cent-vingt mille si ce n'est cent cinquante mille. Saint Joseph serait en Europe une grande ville, dont la nation à laquelle elle appartiendrait serait fière et qui ne rappelle en rien ses origines modestes. Son fondateur fut un nommé Joseph Robidoux qui la créa il y a soixante ans seulement.

C'est une ville grande, aux rues superbes, aux places et aux avenues magnifiques, sillonnées de voitures, de tramways électriques, aux maisons admirablement construites, d'après toutes les règles de l'hygiène et du confort modernes. Elle possède des monuments remarquables, de nombreuses églises, une catholique française, des temples protestants, un palais de justice et surtout la Banque toute construite en marbre de différentes couleurs…

C'est ainsi qu'il visita bien des villes, des bourgs et des régions : à la seule force de ses pieds ! […]

Un jour, après plusieurs mois de pérégrinations, Gallot retrouva Winnipeg. Il s'y installa quelque temps pour reposer sa muse pédestre. Mais celle-ci le démangeait !

Un marcheur comme Gallot ne tient pas en place, et suivre sa bonne fortune à pied le remettait régulièrement sur la route. […]

Tribulations pédestres à Montréal (et autour)…

Que faire ?

Je repris mon bâton de voyageur, je partis pour Montréal, qui est à 1 424 milles soit 600 lieues françaises de Winnipeg. Je le fis à peu près entièrement à pied, car mes velléités de chemin de fer ne me réussirent pas en ce voyage. J'étais monté, à Winnipeg même, dans un wagon, où je m'étais faufilé. Mais, à la première station, à Selkirk, je fus découvert et forcé de descendre, à la grande joie d'un groupe de femmes indiennes qui se trouvaient là et qui me criaient en me faisant la nique : « Moque ; moque ! »

Une autre fois, le train stoppa, en pleine campagne, pour me laisser descendre. C'était près de Keevateen, où je travaillai pendant quelque temps dans une scierie. Enfin, un autre jour, je fis quelques milles dans un wagon à farine, d'où je passai dans une voiture à charbon. On a beau être marcheur, on aime à se donner ses aises à l'occasion ?

Près de Port-Arthur, je rencontrai une tribu de Sauteurs, chez lesquels je goûtai encore une fois les charmes de la vie indienne. Ces gens étaient primitifs ; les femmes mâchaient de la viande avant de la faire cuire ; mais bah ! en voyage, il ne faut pas être trop difficile. Un soir, je frappai aux contrevents d'une maison isolée, pleine de lumière, et où l'on entendait beaucoup de bruit. L'hospitalité que je demandais me fut accordée de la meilleure grâce ; mais quelle ne fut pas ma surprise en découvrant la cause de cet éclairage et de ce vacarme. Le maître du logis, un Irlandais, était mort dans la journée, et ses proches le veillaient, mais d'une singulière façon. Ils s'approchaient de lui, le secouaient et disaient : « Allons, mon vieux Mac Corthy, sois raisonnable, il faut prendre des forces pour le grand voyage… » et ils s'efforçaient de lui ingurgiter un verre de whisky et à le faire fumer.

Chaque jour, chaque soir amenait ainsi son étude de mœurs, et c'est à coups d'étapes, d'un imprévu tout à fait pittoresque, que je gagnai Montréal où, lorsque j'arrivai, tout était fête. Il s'agissait de l'inauguration du Palais de glace que les habitants construisent, chaque année, sur la place Dominion, l'une des plus belles de la ville, située au bas du parc de la montagne (Mountain Park).

J'avais une lettre de recommandation pour un compatriote qui me promit de me procurer du travail ; mais, pour le moment, il ne fallait pas y songer, on ne pensait qu'à la fête. Nous sortîmes donc, et mon hôte me fit visiter la ville, qui est, à coup sûr, la plus monumentale et la plus riche d'aspect de l'Amérique du Nord.

Chemin faisant, il me parla des Canadiens, parmi lesquels j'allais vivre, puisque le patron auquel il devait me présenter était canadien pur sang, c'est-à-dire d'origine française.

Le Canadien, me dit-il, est, en général, très hospitalier, prêt à rendre service à quiconque se trouve dans le malheur. Il partagera son repas et son lit avec quiconque frappera à sa porte. Si c'est un Franzas, comme on dit ici, sa joie sera double, et tous ses amis seront conviés à jouir de votre société... ils vous inviteront à leur tour, et partout, on vous écoutera et on vous fera chanter, car ils trouvent que les Franzas chantent bien. Et puis commenceront les questions, souvent bien naïves. Paris est-il en France ? Y va-t-on à pied ou en chemin de fer ? Y parle-t-on encore de Napoléon Ier ?

« Mais je dois le dire, tous les Canadiens ne sont pas ainsi. Chez beaucoup, l'orgueil de race et le fanatisme religieux font taire les bons sentiments. Ils se croient les vrais Français, les seuls Français sur la terre et nous considèrent comme des Français mineurs ; du reste, vous les connaissez, puisque vous avez vécu dans le pays ; mais en les voyant de plus près, vous les jugerez mieux. »

Nous visitâmes aussi les parcs, qui sont la grande curiosité de Montréal.

Puis, après le dîner, nous nous rendîmes à la fête. À huit heures, le canon tonne ; et, à ce signal, le haut de la montagne s'éclaire, s'embrase.

« C'est magnifique ! m'écriais-je.

– Attendez, attendez un peu, me dit mon compagnon. Cela n'est rien ! »

Un second coup de canon ! et aussitôt une avalanche de feu se précipita du haut de la montagne, laissant derrière elle une traînée de pièces d'artifices et de flammes de Bengale. Qu'est-ce que cette avalanche, cette trombe de flamme ? Le croirait-on ? Ce sont quatre ou cinq mille trappeurs, vêtus de costumes aux couleurs éclatantes, qui, torche en main, et raquettes aux pieds, se laissent glisser avec une rapidité vertigineuse, au flanc de la montagne. Tout prend feu sur leur passage. Ils arrivent comme un ouragan. On a la sensation de la forêt, de la prairie qui brûle. Maintenant, ils sont sur place, et alors le Palais de glace s'illumine, s'irise, s'apothéose en quelque chose de féerique, d'inouï. Il prend feu lui-même, ou, du moins, il paraît en feu. Des tons rouges l'embrasent à l'intérieur ; des flammes sortent par le toit et, de son faîte, un bouquet de mille fusées jaillit avec un bruit de tonnerre. De quelque côté qu'on tourne son regard, on ne voit que du feu. C'est la scène de l'incantation des païens. On s'étonne de ne pas brûler soi-même, torche vivante. On ferme, sous l'empire d'une volonté supérieure, ses yeux éblouis, calcinés.

… Et, quand on les rouvre, tout ce qui était rouge est devenu blanc. Des milliers de ballons électriques couvrent le paysage d'une lueur de pleine lune. La montagne a l'aspect d'un pic extrême des Alpes, la place luit comme une mer hantée par les fées, et le palais, vraie maison de verre dépoli, semble, avec ses arabesques en lumière d'or et de couleur, un gigantesque reliquaire, étincelant d'émeraudes, de saphirs et de rubis.

Je ne pouvais me détacher de ce spectacle. Il y avait bal au Palais de glace, et mon hôte voulait m'y entraîner ; mais je refusais, voulant rester sous l'impression de ce que je venais de voir.

« Allons, me dit notre compatriote, vous êtes content ! Eh bien ! si vous étiez venu l'année dernière, c'était encore plus beau. On fêtait alors l'année bissextile comme on le fait tous les quatre ans, d'un bout à l'autre du Canada. C'est, je n'ai pas besoin de vous le dire, le 29 février qu'on a choisi pour ces réjouissances nationales. Ce jour-là, ce sont les dames qui gouvernent. Elles ont pris soin de l'organisation de tous les divertissements. Elles font, seules, les invitations pour les bals, festins, parties de plaisir, etc. Pour se parer, rien ne leur semble trop beau… Mais, hélas ! leur règne est court, car, à minuit sonnant, heure militaire, les rôles changent. Les dames font une grande révérence à leurs maris, et remettent en leurs mains leur pouvoir éphémère…

« Elles ont régné un jour. Mais rassurez-vous : le reste de l'année leur appartient, et plus encore que le 29 février. Car, en somme, les Canadiennes sont les femmes les mieux partagées sous le rapport de ce qu'on est convenu d'appeler les droits politiques. Dans toute élection, elles sont admises à voter, et au moins la moitié d'entre elles tiennent à honneur de déposer leurs bulletins de vote dans une urne spéciale, placée à cet effet sur le bureau… Il est vrai qu'après le dépouillement, la nullité de leurs votes est solennellement prononcée… En tout cas, elles ont manifesté leur opinion, et cela leur suffit, pour l'instant du moins. »

Nous rentrâmes donc, et la soirée se termina en présence de deux bouteilles de bière. Je racontai à mon hôte ce qui m'était arrivé à Des Moines. Il hocha la tête et me dit : « Ici, vous n'avez pas à craindre qu'on vienne vous confisquer vos canettes. Mais quant à être libre, comme vous paraissez le croire… Oh ! Ça c'est autre chose ! »

Il me souhaita le bonsoir sur ce mot, et nous allâmes nous coucher.

Le lendemain, il me menait chez un brave homme de cordonnier, qui tenait une petite usine. Je n'avais jamais fait de chaussures, mais je savais la comptabilité, et j'entrai chez lui en qualité de comptable. Avec quelques travaux en dehors, je vécus fort convenablement et je pus même mettre quelque chose de côté. Ce me fut d'un grand secours, car voici ce qui m'arriva...

M. Bonneau, mon patron, m'avait pris en grande affection, et il saisissait toutes les occasions de me le témoigner. Sa femme étant toujours fourrée dans les réunions publiques, il m'invitait presque tous les jours à sa table, soit pour déjeuner, soit pour dîner. Nous restions ensuite à causer ensemble. En somme, nous étions les meilleurs amis du monde.

Or, voilà qu'un jour, m'étant absenté sans prévenir pour faire une course, je trouvais à mon retour, au bout d'une demi-heure à peine, deux détectives, c'est-à-dire deux agents de police, installés dans mon bureau. Ils me demandèrent mon nom, et me prièrent de les suivre chez le juge.

Je tombai des nues, et j'appelai :

« M. Bonneau ! »

M. Bonneau apparut.

« Mais, au nom du ciel, que signifie cela ?

– Mon bon ami, c'est bien simple. Vous vous êtes absenté : vous m'avez volé mon temps.

C'est tout comme si vous m'aviez pris dans ma caisse l'argent d'une demi-heure de votre temps.

– Eh bien ! vous ne me paierez pas les vingt malheureux sous que représente cette demi-heure : voilà tout !

– Impossible ! Nos lois et nos habitudes sont formelles et nous ne transigeons ni avec les unes, ni avec les autres. »

Tout cela était dit d'un ton paternel, affectueux, presque tendre.

Ce qui n'empêcha pas que je fus bel et bien condamné à huit jours de prison.

Fort agréable prison, d'ailleurs, où Bonneau m'envoyait du vin et des sandwichs. Mais, enfin, c'était la prison. Aussi, en sortant, au bout de la semaine, de ma cellule, mon premier mouvement, en saluant l'aurore de la Liberté, fut-il de lancer, en *a parte*, un juron aussi involontaire que bénin.

Il fut pourtant trouvé séditieux, car un agent de police, qui l'avait entendu, me pria poliment de l'accompagner chez le shérif.

– Monsieur, me dit ce magistrat, vous êtes étranger, et vous ignorez sans doute qu'il est défendu de jurer. C'est même un délit qui, indépendamment des peines qui l'attendent dans un monde meilleur, vaut à son auteur une condamnation, sur cette terre, à huit jours de prison.

– De la prison pour un juron ?

– Eh bien, rentrez-y. »

Et voilà comment je goûtai, quinze jours au lieu de huit, les douceurs de la vie pénitentiaire à Montréal.

Quand je repartis au bout de ce temps, je n'eus garde de sacrer, même par les noms inoffensifs d'un chien ou d'un rat. De même, je remerciai bien gentiment M. Bonneau qui était venu me chercher, de ses bontés pour moi et l'assurai que je ne le volerai plus, attendu que mon intention était de rentrer en France, où le temps ne se paie pas aux dépens de l'honneur et de la dignité humaine.

J'avais, en effet, pris cette résolution pendant ma seconde semaine de captivité.

Mais comment gagner la somme nécessaire à ce voyage ? C'est là, à nouveau, que la marche vint à mon secours. J'eus l'idée de défier à la marche quiconque voudrait m'affronter sur les vingt, trente ou cinquante tours de la montagne de Montréal… En quelques semaines, ce fut le sport en vogue au Canada ! Et je vous jure, cher lecteur, que je ne perdis pas un seul défi. La marche à l'indienne triomphait à travers mes pieds au cœur d'une des plus grandes cités du Nouveau Monde. Et moi, j'étais devenu un professionnel de la marche. Bientôt, je me constituais un petit pécule et je retins ma place sur le premier steamer en partance, en me promettant bien de mettre toujours l'océan entre l'Amérique et moi.

Serment de voyageur – pire que le serment d'ivrogne ! Le dirai-je ? Le jour même où je m'embarquai à Québec, je me sentis le cœur tout gros. Je me rappelai avec émotion l'époque où j'avais débarqué sur la rive américaine. J'y avais été bien accueilli ; et depuis, à travers mille vicissitudes, aucune porte ne s'était jamais fermée devant moi. Pendant la traversée, souvent, dans mes rêveries, la brise saline me semblait venir des grands bois, des grandes prairies, et murmurer à mon oreille :

– Au revoir !

Surtout, je me remémorais mes marches, toutes sortes de marches, le vagabondage entre deux villages le long du chemin de fer, les longs voyages pour joindre une cité, les excursions indiennes si formatrices, et les défis qui ont assuré ma bonne fortune à Montréal.

Et je revis l'Amérique, dans des conditions souvent identiques à celles qui avaient marqué mon premier voyage, mais avec quelques péripéties nouvelles, propres à intéresser mes lecteurs.

J'y reviendrai plus tard. Pour l'instant, j'en avais assez, de l'Amérique ; d'autre part, j'avais soif de toucher encore le sol français et de revoir la terre natale.

Le jour où je m'embarquai pour venir définitivement en France, j'avais couvert le joli record de 145 175 kilomètres, accompli en 27 000 heures de marche. J'étais désormais prêt à devenir le « roi des marcheurs ».

TABLE

Composition et mise en pages : Facompo, Lisieux

Achevé d'imprimer en juillet 2014
par CPI (Barcelona)
Dépôt légal : mars 2013

Imprimé en Espagne